WAHNSINN MEDIZIN!

100+ kuriose Fälle, echte Absurditäten & witzige Anekdoten, die kein Arzt je im Studium gehört hat

Das ideale Geschenk für heilende Hände, wissbegierige Köpfe & alle, die das Staunen nie verlernt haben

INHALT

Vorwort

Warum dieses Buch — und warum du es nicht in der Uni findest

Es gibt Dinge, die lernt man nicht im Medizinstudium.

Nicht, weil sie unwichtig wären. Sondern weil sie zu schräg, zu menschlich, zu absurd oder schlicht zu unglaublich klingen, um zwischen Anatomieatlas, Leitlinie und Prüfungsfrage Platz zu finden.

Dieses Buch erzählt genau davon.

Von dokumentierten medizinischen Kuriositäten. Von historischen Irrtümern, die heute kaum zu glauben sind. Von überlieferten Anekdoten aus Klinik, Praxis und Pflege. Und von Geschichten, die literarisch verdichtet, anonymisiert oder satirisch zugespitzt wurden, um etwas sichtbar zu machen, das im medizinischen Alltag oft zwischen Befund, Akte und nächster Visite verschwindet: den Menschen.

Denn Medizin ist nicht nur Wissenschaft. Sie ist auch Improvisation, Begegnung, Müdigkeit, Humor, Scham, Hoffnung und manchmal ein sehr langer Moment des Kopfschüttelns.

Wer in einer Klinik arbeitet, kennt diese Situationen: Jemand sagt einen Satz, den man nie wieder vergisst. Ein Befund sieht aus wie ein schlechter Scherz. Ein Patient erklärt mit voller Überzeugung, wie ein Gegenstand „aus Versehen" dorthin gelangt ist, wo er ganz sicher nicht hingehört. Eine Pflegekraft rettet den Tag mit einem Blick, einem Witz oder einem Paar Flamingo-Socken. Und irgendwo zwischen Nachtschichtkaffee und Notaufnahme entsteht eine Geschichte, die kein Lehrbuch je drucken würde.

Dieses Buch ist kein medizinisches Fachbuch. Es stellt keine Diagnosen, ersetzt keine ärztliche Beratung und erhebt nicht den Anspruch, eine wissenschaftliche Fallsammlung zu sein. Manche Geschichten beruhen auf realen medizinischen Phänomenen oder dokumentierten Fällen. Andere sind inspiriert von typischen Situationen des Klinikalltags, frei erzählt oder bewusst überspitzt. Sie alle verbindet derselbe Kern: das Staunen darüber, was Körper, Geist und Menschsein manchmal hervorbringen.

Wenn du Medizin studierst, in der Pflege arbeitest, ärztlich tätig bist oder einfach eine Faszination für das Wunderwerk Mensch hast — inklusive seiner gelegentlich sehr eigenwilligen Fehlfunktionen —, dann ist dieses Buch für dich.

Es gibt hier keine Prüfungsfragen. Keine Algorithmen. Keine Leitlinien. Dafür aber Geschichten zum Lachen, Stirnrunzeln, Mitfühlen und Weitererzählen. Geschichten über Fehler und Fürsorge, über Absurditäten und Würde, über große Medizin und kleine Momente.

Denn so durchgetaktet, technisiert und dokumentiert das Gesundheitswesen auch sein mag: Am Ende bleibt eines bestehen — der Mensch. Mit seiner Verletzlichkeit, seiner Komik, seiner Angst, seinem Mut und seiner erstaunlichen Fähigkeit, selbst im größten Chaos noch einen Satz zu sagen, der alles rettet.

In diesem Sinne: viel Spaß beim Staunen, Kopfschütteln, Lachen und Leisewerden.

Willkommen in der Welt der medizinischen Absurditäten — jenseits von Skript, Standard und Stationsalltag.

Hinweis zur Einordnung der Geschichten

Dieses Buch bewegt sich bewusst an der Grenze zwischen medizinischer Wirklichkeit, erzählerischer Verdichtung und satirischer Zuspitzung.

Einige der geschilderten Fälle beruhen auf dokumentierten medizinischen Kuriositäten, historischen Begebenheiten oder bekannten Phänomenen aus Klinik, Praxis und Forschung. Andere Geschichten sind literarisch verdichtet, anonymisiert, kombiniert oder frei zugespitzt, um typische Situationen, menschliche Absurditäten und den besonderen Humor des medizinischen Alltags sichtbar zu machen.

Dieses Buch ist daher kein medizinisches Fachbuch, keine Fallsammlung im wissenschaftlichen Sinn und keine Grundlage für Diagnosen, Behandlungen oder fachliche Entscheidungen. Es will unterhalten, zum Staunen bringen, zum Schmunzeln anregen – und manchmal auch daran erinnern, dass hinter jeder Diagnose ein Mensch steht.

Kurz gesagt: Nicht jede Geschichte ist wörtlich so passiert. Aber vieles daran könnte genau so passieren. Und manches ist gerade deshalb wahr.

KAPITEL 1

Diagnose – Unfassbar!

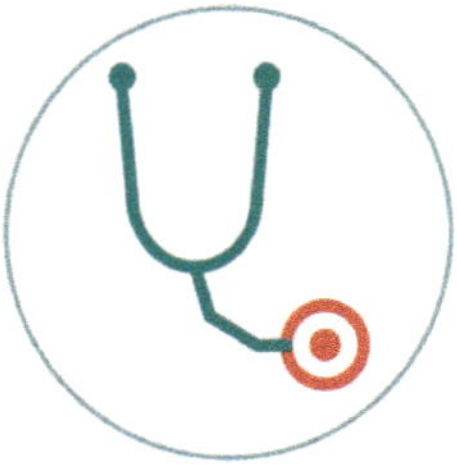

Der Mann mit dem Funkgerät im Bauch

Es begann mit einem leisen, unregelmäßigen Brummen. Der Patient, ein 52-jähriger Elektriker, spürte es vor allem nachts – tief im Bauch. Erst dachte er an Verdauungsprobleme. Dann an einen Tinnitus. Schließlich an Außerirdische.

Was folgte, war ein diagnostisches Rätselraten sondergleichen: Magen-Darm-Spiegelungen, CTs, Psychosomatik. Bis eine junge Assistenzärztin die glorreiche Idee hatte, ein einfaches Röntgenbild zu machen – „einfach, damit wir's mal haben".

Und da war es: Ein kleines, verrostetes Funkgerät, eingeschlossen im Bauchraum, offenbar vergessen nach einer Not-OP in einem anderen Land – zehn Jahre zuvor. Ob es wirklich noch funktionierte, ließ sich nie endgültig klären. Aber das Brummen? Verschwand nach der Entfernung. Und der Patient? Besteht bis heute darauf, dass er über drei Frequenzen empfangsbereit war.

Die Frau, die ihre eigene Zunge verschluckte

Die Notaufnahme war an diesem Abend fast leer – bis ein hysterischer Anruf kam: Eine Frau habe ihre Zunge verschluckt. Der diensthabende Arzt murmelte etwas von „unmöglich“, doch dann kam die Patientin hereingestürmt – panisch, mit weit aufgerissenem Mund, aus dem kaum ein Ton kam.

Was nach Horrorfilm klang, war tatsächlich ein extremer Fall von Muskelverkrampfung kombiniert mit einem angeborenen Zungenbändchen-Defekt. Ihre Zunge hatte sich so weit nach hinten gerollt, dass sie im Rachenraum festsaß – keine klassische „Verschluckung“, aber eben auch kein medizinischer Witz.

Mit einem schnellen Handgriff – und einer ordentlichen Portion Mut – zog der Arzt die Zunge vorsichtig hervor. Die Frau weinte. Vor Schmerz, vor Scham, vor Erleichterung. Und murmelte schließlich: „Ich dachte, das passiert nur bei Schlangen.“

Als der Herzinfarkt sich als Pizzaüberdosis entpuppte

Der 43-jährige Marco wurde mit brennenden Schmerzen in der Brust eingeliefert. Kalter Schweiß, flacher Atem, panische Augen. Alle Zeichen standen auf Herzinfarkt. Das Team war bereit. EKG, Blutwerte, Notfallprotokoll.

Nur: alles war normal.

Was schließlich auffiel, war der riesige Styropor-Behälter auf seinem Beifahrersitz. Drei XL-Pizzen, noch warm, zwei davon bereits halb gegessen. Marco gestand kleinlaut: Er hatte in Rekordzeit „aus Frust“ gegessen, weil seine Lieblingsmannschaft verloren hatte. Und dann kam der Schmerz.

> Fazit der Ärztin: „Ein klassischer Fall von Reflux. Gepaart mit Selbstbestrafung durch Salami."
> Der Patient verließ das Krankenhaus mit einem Rezept – für Magenschutzmittel. Und einem sanften Rat: „Nächstes Mal lieber langsamer kauen. Und vielleicht ein Salat."

Vom Wunder der Selbstheilung – oder doch nur Google?

Die 26-jährige Lara war überzeugt: Sie hatte einen Tumor im Hals. Oder doch Schilddrüsenkrebs. Oder beides. Ihre Symptome? Ein leichtes Kratzen im Hals, Müdigkeit und – ganz wichtig – ein diffuses Unwohlsein. Google hatte ihr das klar bestätigt.

Nach zahllosen Tests, alle unauffällig, kam sie erneut – diesmal mit ausgedruckten Forenbeiträgen, in denen andere „Betroffene" von ihrer „Reise" berichteten. Die Ärztin hörte geduldig zu. Und stellte dann eine simple Frage: „Seit wann haben Sie kein Internet mehr benutzt?"

Stille. Dann Lachen. Dann Tränen. Lara hatte sich in eine Spirale der digitalen Selbstdiagnose manövriert. Es dauerte Monate, bis sie wieder Vertrauen in ihren Körper – und echte Ärzt:innen – fasste.

Und das „Kratzen"? War am Ende eine leichte Allergie auf ihren neuen Lippenbalsam.

Ich hatte Krebs. Zumindest war ich mir sicher.

Erzählt von Lara, 26 Jahre alt

Es begann mit einem Kratzen im Hals. Nichts Dramatisches – eher so ein Gefühl, als würde etwas hängen bleiben. Vielleicht ein Krümel, ein Gedanke, eine Ahnung.

Am nächsten Morgen war es noch da. Und am übernächsten auch. Ich googelte. „Kratzen im Hals + Müdigkeit". Und da war er, gleich auf Seite eins: der Verdacht auf Schilddrüsenkrebs. Ich scrollte durch Blogs, Erfahrungsberichte, Foren. Frauen in meinem Alter, mit fast denselben Symptomen. Die Diagnose war oft erst spät erkannt worden. Es hieß, man solle hartnäckig sein. Nicht abwimmeln lassen.

Also ging ich zum Arzt.

> Blutwerte: unauffällig.
> Ultraschall: normal.
> Körperliche Untersuchung: „alles sieht gut aus."
>
> Ich fühlte mich wie eine Darstellerin in einem Stück, das niemand mit mir spielen wollte.
> „Vielleicht Stress", sagte die Ärztin freundlich.
> Ich lächelte schwach. Googelte weiter. Ich tauchte tief in das Netz der Halbwahrheiten ein, sog jedes Symptom auf wie ein Schwamm. Ich vergaß, wie es war, einfach nur müde zu sein. Oder ein bisschen verspannt. Jeder Seufzer war ein mögliches Zeichen. Jede Schluckbewegung ein Beweis.

Ich wurde Stammgast in der Praxis. Die Ärztin wurde nicht ungeduldig – aber ihr Blick veränderte sich. Ich kannte dieses „sanfte Besorgtsein“. Es war das medizinische Pendant zu einem Stuhl, der langsam von einem weggerückt wird.

Dann kam dieser Tag – der Wendepunkt.

Ich hatte eine Mappe dabei. 38 ausgedruckte Seiten aus einem Forum. Ich zitierte eine Frau namens „Seelenfunken84“, die angeblich vier Jahre falsch diagnostiziert worden war. Ich redete mich in einen Rausch. Und dann... unterbrach sie mich.

„Seit wann haben Sie kein Internet mehr benutzt?“

> Die Frage traf mich wie ein kalter Luftzug. Ich lachte erst. Dann weinte ich.
> Laut.
> Hässlich.
> Erleichtert.

Wir redeten. Nicht über Krebs. Sondern über Kontrolle. Über Angst. Über das Bedürfnis, die Sprache des Körpers verstehen zu wollen – in einer Welt, die zu laut ist, um still zu sein.

Ein paar Wochen später fand ich selbst die Ursache. Es war mein Lippenbalsam. Ein Naturprodukt, das ich im Bioladen entdeckt hatte. Ich war allergisch gegen Propolis. So banal. So heilbar.

Ich ging nicht triumphierend aus dieser Geschichte. Aber ehrlicher. Und demütiger. Ich erkannte: Manchmal ist das größte Wunder nicht die Heilung. Sondern das Vertrauen, dass man überhaupt heil ist.

KAPITEL 2

Operation gelungen, Patient… verwundert

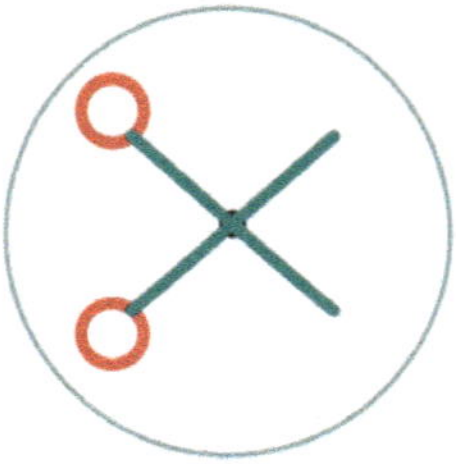

Der Chirurg, der seinen Namen ins Organ ritzte

Was wie ein schlechter Scherz klingt, wurde bittere Realität für einen Patienten in Birmingham: Bei einer Lebertransplantation nutzte der leitende Chirurg einen Laser – nicht nur zum Schneiden, sondern auch zur Signatur.

Zwei Zentimeter groß, deutlich lesbar: „SB“. Die Initialen des Arztes.

Entdeckt wurde das erst bei einer Folge-OP durch einen Kollegen, der kurz dachte, er hätte ein medizinisches Kunstwerk vor sich. Es folgte ein medialer Aufschrei, juristisches Nachspiel, ein Verweis wegen „beruflicher Eitelkeit“ – und die unbeantwortete Frage: Was treibt jemanden dazu, sein Werk in einem Menschen zu signieren? Ist das noch Hybris – oder schon Narzissmus mit medizinischem Hintergrund?

Der Patient jedenfalls überlebte – mit einer Leber, die jetzt offiziell ein Unikat ist.

Eine Schere auf Abwegen – 6 Jahre im Bauch

Marie, 41, kam mit stechenden Schmerzen zur Untersuchung. Zuerst dachte man an Verwachsungen. Dann an einen alten Bandscheibenvorfall. Doch das Röntgenbild offenbarte etwas anderes: Eine Operationsschere – sorgfältig zusammengeklappt, leicht eingerostet, aber vollständig intakt.

> Sechs Jahre war sie dort – vergessen bei einer Routine-OP. Wie das passieren konnte, blieb ungeklärt. Der Operateur war längst in Rente, die Klinik konnte sich „nicht erinnern".
> Marie? War fassungslos. Und erleichtert. Denn die Schmerzen verschwanden nach der Entfernung fast sofort.
> Heute bewahrt sie das Röntgenbild wie einen Schatz auf. „Das ist mein medizinischer Lebenslauf", sagt sie und lacht. „Andere haben Tattoos. Ich hatte Werkzeug."

Wenn das OP-Team Selfies macht

OP-Saal. Sterile Umgebung. Volle Konzentration. Zumindest... meistens.

Ein Fall aus Südamerika sorgte international für Aufsehen, als Bilder eines OP-Teams auftauchten – lachend, Daumen hoch, direkt über dem geöffneten Brustkorb des Patienten. Die Reaktionen: Entsetzen. Unverständnis. Aber auch: eine Diskussion über den Druck, unter dem medizinisches Personal steht.

> Denn so geschmacklos das Foto war – es zeigte auch etwas Menschliches. Den Versuch, mit der Absurdität des Alltags umzugehen. Mit der ständigen Nähe zum Tod.
> Der Patient überlebte. Und wurde später gefragt, wie er zu dem Selfie stehe.

Seine Antwort: „Wenn sie gut operiert haben, dürfen sie auch lachen. Aber bitte ohne mich als Fotomotiv."

Zwischen Kunstfehler und Kunstwerk

Es gibt Geschichten, in denen Fehler zu Innovationen werden – und solche, in denen beides kaum noch zu trennen ist. Ein plastischer Chirurg in Kalifornien war bekannt für seine „revolutionären Techniken".
Eines Tages modellierte er bei einer Brust-OP eine kleine Rose in die Narbe – auf Wunsch der Patientin, wie er später sagte.

Ob es Kunst war, konnte niemand entscheiden. Ob es medizinisch notwendig war – sicher nicht.

Als andere Patientinnen ebenfalls mit floralen Motiven auftauchten, wurde die Ärztekammer aktiv. Der Arzt verteidigte sich: „Ich sehe den Körper als Leinwand."

Heute sind seine Werke Teil einer medizinischen Ausstellung über Grenzfälle in der Ethik.

Ich trug eine Schere in mir – und niemand merkte es.

Erzählt von Marie, 41 Jahre alt

Ich habe viele Geschichten auf Lager. Aber keine ist so absurd – und so bezeichnend – wie die über die vergessene Schere in meinem Bauch.

Es begann mit einem Ziehen. Nichts Dramatisches, aber hartnäckig. Ich schob es auf Stress. Auf das Alter. Auf das Leben eben. Aber es blieb. Und irgendwann, nach Jahren, wurde aus dem Ziehen ein Stechen, das sich anfühlte wie ein stummer Schrei, den nur ich hörte.

> Also saß ich wieder einmal in einer Praxis. Wieder Röntgen, wieder Ultraschall, wieder Blutwerte. Doch diesmal... sah die Ärztin plötzlich lange auf den Monitor. Und dann sagte sie:
> „Frau H., ich glaube, da ist etwas. Etwas Metallisches."

Ich lachte. Ich dachte an Zahnersatz, an Ketten, an Blödsinn. Aber dann zeigte sie mir das Bild. Und da war sie: eine Schere. Zusammengeklappt, rostig, still. Wie ein vergessener Gedanke, eingefroren in Fleisch.

Mir wurde schwindlig. Nicht nur wegen des Fundes. Sondern weil ich sofort wusste, woher sie stammte: Eine Gallenblasen-OP, sechs Jahre zuvor, Routineeingriff, zwei Tage Aufenthalt. Damals lief alles gut – dachte ich.

Ich stellte mir vor, wie die OP zu Ende ging, die Assistenz müde war, der Chirurg vielleicht schon beim Gedanken ans nächste Mittagessen. Und wie die Schere einfach... blieb.

Die Klinik reagierte betreten. Es war „bedauerlich", hieß es. „Außergewöhnlich." Eine Prüfung wurde angekündigt. Aber wer wollte was beweisen – sechs Jahre später, bei wechselndem Personal und Akten, die vermutlich längst in Kellern schlummerten?

Die Schere wurde entfernt. Ich fühlte mich danach leichter – physisch, ja, aber auch seelisch. Als hätte ich etwas losgelassen, das nie zu mir gehört hatte.

> Heute bewahre ich das Röntgenbild in einem schönen Holzrahmen auf. Nicht aus Zynismus. Sondern als Erinnerung: an meinen Körper, der still blieb, während ich lauter wurde.
> Und daran, dass auch Ärzte Fehler machen – und dass unser Vertrauen trotzdem weiterleben darf. Vielleicht nicht blind.
> Aber menschlich.

Interner Vermerk: Protokoll zur Erfassung verlorener Gegenstände im Patienten

Betreff: Neuer Eintrag im V-GIP-Register (Verlorene Gegenstände im Patienten)

> **Patientin:** Marie H., weiblich, 41
> **Datum der ursprünglichen OP:** vor 6 Jahren
> **Fundstück:** Operationsschere, Modell „Rostfrei 12cm", leicht verbogen, noch funktionsfähig
> **Zustand des Gegenstands:** leichte Patina, kein akuter Infektionsherd, aber eindeutig... vergessen

Mögliche Ursachen laut interner Einschätzung:

- **Stress durch Klinik-Catering** (Anlieferung des vegetarischen Lasagneskandals am OP-Tag)
- **Verwechslung mit chirurgischer Dekoration** (wir erinnern uns an den „Herbstlaub-im-OP"-Trend des damaligen Chefarztes)

- **Assistent Dr. K.** (damals in Einarbeitung, später geflohen in die Radiologie, angeblich wegen „weniger Platz zum Verlieren“)

Vorschläge zur Wiedergutmachung:

- Entschuldigungsschreiben mit ironiefreier Kalligrafie
- Gutschein für ein scherenfreies CT

> - Einladung zur Teilnahme an unserer neuen Präventionskampagne:
> **„Zähle bis zehn – dann darf der Bauch zugeh'n“**

Hinweis an alle operierenden Teams:

Ab sofort sind *alle metallischen Gegenstände* vor und nach der OP zu zählen. Ja, auch der Kugelschreiber von Schwester Rita. Und nein, „war bestimmt schon vorher drin“ gilt nicht mehr als akzeptable Erklärung.

> **Unterschrift:**
> Dr. med. Arno Scherz
> Leiter für Qualitätsmanagement (und Teilzeit-Satiriker, inoffiziell)

1. Der Patient, der während der OP aufwachte – und mitsang

> Während einer eigentlich gut dosierten Teilnarkose bei einer Knieoperation begann der Patient plötzlich, leise vor sich hin zu summen. Dann: lauter. Es war „Bohemian Rhapsody“. Das OP-Team war zunächst irritiert – dann amüsiert – dann... stimmte jemand ein.
> Der Eingriff verlief komplikationslos, das Timing zum Gitarrensolo war allerdings diskutabel.

Fazit der Narkoseärztin: „Bewusstsein ist eben relativ. Rhythmusgefühl auch."

2. Der fremde Tampon – und die Frau, die sich nicht traute zu fragen

Ein Fall aus der Gynäkologie: monatelange Beschwerden, Geruch, Schmerzen. Die Patientin hatte alle erdenklichen Diagnosen durchlaufen. Bis schließlich bei einer Untersuchung ein vergessener Tampon gefunden wurde – offenbar tief und fest sitzend.
Das Überraschende: Er war nicht von ihr.
Die Patientin war sicher, seit einem halben Jahr keinen benutzt zu haben.
Ob es ein Versehen im Krankenhaus war oder eine absurde Verkettung privater Ereignisse, blieb ungeklärt.
Manche Fragen bleiben besser unbeantwortet.

3. Der Mann mit dem Kugelschreiber in der Harnröhre

Ja, du hast richtig gelesen.
Er kam mit Schmerzen. Und dem Satz: „Ich hab da was reingesteckt."
Was folgt, ist in vielen Notaufnahmen traurige Routine – doch in diesem Fall besonders absurd, weil der Kugelschreiber noch funktionierte.
Auf Nachfrage sagte er: „Ich wollte schauen, wie weit man gehen kann."
Spoiler: Nicht so weit. Nie so weit.

4. Das OP-Tuch, das mitverheilt wurde

Bei einer Bauch-OP wurde ein kleines grünes OP-Tuch vergessen – direkt unter einer feinen inneren Naht.
Der Körper kapselte es ab. Die Patientin spürte jahrelang „eine komische Stelle". Erst bei einer Blinddarm-OP wurde das Tuch entdeckt – gut eingewachsen, fast wie ein biologisches Tattoo.
Sie ließ es einrahmen.
Titel: „Mein inneres Stillleben."

5. Der Blinddarm, der schon draußen war – trotzdem operiert

Ein Mann kam mit Verdacht auf akute Appendizitis. Alles sprach dafür. Die OP wurde angesetzt. Der Schnitt gemacht.
Nur: Kein Blinddarm da. Schon vor Jahren entfernt – in einer anderen Klinik, in einem anderen Land.
Die Narbe war nie dokumentiert worden.
Am Ende verließen alle das OP-Team mit dem Gefühl: „Na ja, wenigstens war sonst alles sauber."

6. Das Handy, das die OP unterbrach – aus dem Patienten

Ein Alarmton ertönte plötzlich im OP. Laut, deutlich, nervig.
Das Team schaute sich um – nichts.
Bis der Ton näher kam. Aus dem Bauchraum.
Ein kleiner Bluetooth-Tracker mit Tonfunktion war versehentlich verschluckt worden – als Teil einer „Lustspielerei", wie es der Patient später nannte.
Der Ton wurde deaktiviert. Die Geschichte blieb.

Interner OP-Bericht

Fall-Nr.: 372-BT/OP
Betreff: *Akustische Störung im Bauchraum*

Patient: Herr M., 34 Jahre
OP-Art: Notfall-Laparotomie wegen unklarer Bauchschmerzen
OP-Team:

- Operateur: Dr. med. J. Pfeiffer
- Assistenz: Dr. S. Nguyen
- Anästhesie: Fr. Dr. D. Rall
- Instrumentierung: OP-Schwester Bianca

Besonderheiten während des Eingriffs:

- 12:46 Uhr – erster Schnitt
- 12:48 Uhr – ungewöhnliches Piepen aus unbekannter Quelle
- 12:50 Uhr – Piepen wird rhythmisch, Tonhöhe erinnert an klassischen Smartphone-Benachrichtigungston
- 12:51 Uhr – komplettes Team friert kurz ein
- 12:52 Uhr – Piepen eindeutig *aus dem Patienten* lokalisiert
- 12:53 Uhr – Dr. Pfeiffer mit sarkastischer Bemerkung: „Ich glaube, Herr M. hat einen Termin vergessen."
- 12:55 Uhr – Fund: Mini-Bluetooth-Tracker, Modell „BeepMe Tiny", eingelassen im Dünndarmbereich
- 12:57 Uhr – Entfernung komplikationslos
- 12:58 Uhr – Ton deaktiviert durch OP-Schwester Bianca, die den Reset-Knopf mutig mit einer Pinzette betätigt

Nachbesprechung:

- Patient klärte auf: Gerät wurde „versehentlich" beim experimentellen Spiel mit seinem Partner verschluckt („war als Gag gedacht")
- Kein Hinweis auf Absicht der Datenspeicherung
- Tracker funktionsfähig, übergab an Angehörige mit der Anmerkung: „Vielleicht lieber als Schlüsselanhänger benutzen."

Empfehlung für die Zukunft:

> - Neue Patientenaufnahme-Fragebogen um folgenden Punkt ergänzen:
> **„Tragen Sie elektronische Geräte IN Ihrem Körper?"**

- Fortbildung „Digitalisierung im Bauchraum – Zwischen Technik und Tabu" wird angedacht
- Notiz an IT: Tracker piepte zuverlässiger als unser Klinik-WLAN

> **Unterschrift:**
> Dr. med. J. Pfeiffer
> (und ja, ich hab den Ton immer noch im Ohr)

Ich wollte nur wissen, wie weit ich gehen kann.

Erzählt von einem Mann, 38 Jahre alt

> Es gibt Dinge, die erzählt man niemandem. Und dann gibt es Dinge, die erzählt man dem Notaufnahmepersonal – weil man muss.
> „Ich hab da was... reingesteckt", sagte ich.
> Und der Arzt hob nicht mal eine Augenbraue. Als wäre das Alltag. Vielleicht war es das.
>
> Ein Kugelschreiber. Kein besonders schöner. Schwarz. Werbegeschenk. Ich lag auf dem Sofa, allein, mit zu viel Zeit und zu wenig Gefühl.
> Ich war nicht betrunken. Ich war nicht high. Ich war leer. Und ich wollte wissen, ob ich noch etwas spüren kann.

Also tat ich es. Langsam. Dumm. In einer Mischung aus Neugier, Trotz und – ja – Selbstverletzung, ohne dass es blutete. Und irgendwann spürte ich nicht mehr den Kugelschreiber, sondern nur noch... Scham. Die war deutlich.

Ich konnte ihn nicht mehr herausziehen. Er saß fest. Nicht tief, aber genug, um mir zu zeigen: Ich hatte eine Grenze überschritten. Und ich konnte sie nicht mehr allein zurückgehen.

> In der Notaufnahme war es hell. Hell genug, dass ich am liebsten unsichtbar geworden wäre. Die Schwester sprach leise. Der Arzt sachlich.
> Sie lachten nicht. Nicht vor mir. Vielleicht später. Ich hätte es ihnen nicht übel genommen.

Die Entfernung dauerte keine fünf Minuten. Keine Narkose. Kein Blut. Nur dieses Geräusch, wenn Metall auf Metall trifft – Pinzette auf Kugelschreiber. Und mein Atem, flach, heiß, laut in meinem Kopf.

> Ich ging mit einem leeren Gefühl und einer kleinen Lektion: Manche Grenzen sind nicht dafür da, überschritten zu werden. Und manche Einsamkeiten kann man nicht mit Objekten füllen.
>
> Seitdem schreibe ich.
> Mit einem anderen Kugelschreiber. Auf Papier.
> Worte. Gedanken. Alles, was sonst in mir feststecken würde.

„Innere Stimmen“ – Zwischen Lachen und Leisewerden

Ein wiederkehrendes Stilmittel in deinem Buch, das besonders wirksam ist zwischen den sachlich-skurrilen Episoden:

> Diese **kurzen Monologe oder Reflexionen** geben einzelnen Fällen eine menschliche Tiefe – sie zeigen, **was unausgesprochen blieb**, was **während oder nach dem Geschehen im Inneren passierte**, oft humorvoll, manchmal still, manchmal traurig.
> So schaffst du einen **emotionalen Kontrast** und gibst deinen Leser:innen Raum zum Durchatmen und Nachdenken.

Mögliche Struktur:

> **Nach jeder 3–4 Geschichten** ein „Innerer Monolog“ oder „Perspektivwechsel“
> **Titel:** „Was ich nie gesagt habe“ / „Aus dem Inneren“ / „Leise Gedanken im grellen Licht“
> Format: 1–2 Seiten, Ich-Perspektive
> Stimme: Patient:in, Pflegekraft, Ärzt:in – je nachdem, wessen Perspektive emotional berührt

> Ton: feinfühlig, menschlich, manchmal poetisch, oft mit einem kleinen Biss

Vorschläge für weitere innere Stimmen:

> **- Eine Pflegekraft nach dem 5. nächtlichen Todesfall:**
> *„Manchmal sitze ich nur kurz am Ende des Bettes, wenn alle gegangen sind. Einfach, weil jemand noch da sein sollte."*
>
> **- Ein Assistenzarzt, der fast einen Fehler gemacht hätte:**
> *„Ich habe das Richtige getan. Aber ich weiß genau, wie knapp es war. Und ich wünschte, das würde mir jemand glauben – ohne dass ich es erzählen muss."*
>
> **- Eine ältere Patientin nach einer grotesken Untersuchung:**
> *„Sie sagten, es sei ein Routineeingriff. Aber Routine fühlt sich anders an, wenn man dabei Splitter von seiner Würde verliert."*

Innere Stimmen

1. Nach dem Funkgerät im Bauch

„Ich hörte wirklich ein Brummen. Und nein – es war nicht in meinem Kopf.“

> Ich war sicher, dass ich verrückt werde. Es vibrierte nachts. Ganz schwach, aber genau da – unter der Narbe. Meine Frau sagte, ich solle weniger Kaffee trinken. Ich trank Tee. Das Brummen blieb.
> Als sie das Funkgerät fanden, hätte ich lachen können. Aber ich weinte. Weil es bedeutete: Ich war nicht verrückt.
> Nur... übersehen worden.
> Manchmal ist das fast schlimmer.

2. Die Frau, die ihre eigene Zunge verschluckte

„Ich dachte, ich sterbe – nicht an Erstickung, sondern an Scham.“

> In dem Moment, als ich die Praxis betrat, wollte ich sofort wieder gehen. Wie erklärt man so etwas? Ich war überzeugt, meine Zunge hätte sich gegen mich verschworen.
> Sie zogen sie mir mit einem Instrument raus – ich spürte Tränen in den Augen. Nicht vor Schmerz.
> Ich habe danach nie wieder Kaugummi gekaut. Oder Schweigen unterschätzt.

3. Marie – Die Frau mit der vergessenen Schere

„Ich trug sechs Jahre lang etwas mit mir herum, das nicht zu mir gehörte. Und doch hatte es mich geformt.“

> Der Schmerz war subtil, wie ein Nachhall. Ich gewöhnte mich an ihn. Dachte, das sei halt der Preis für das Älterwerden.
> Als sie mir das Röntgenbild zeigten, fühlte ich eine absurde Mischung aus Wut, Erleichterung – und Stolz.
> Ja, ich habe eine Schere im Bauch überlebt.
> Andere sammeln Narben. Ich sammle Geschichten.

4. Der Kugelschreiber-Mann

„Es war nicht Lust. Es war Leere.“

> Ich weiß, wie die Leute mich sehen. Perverse Geschichten machen sich gut in Klinikfluren.
> Aber keiner hat mich gefragt, warum ich es getan habe.
> Ich wollte mir selbst beweisen, dass ich noch spüre. Dass ich mir nicht egal bin.
> Der Arzt sah mich an, als wäre ich Mensch. Nicht Fall. Dafür bin ich ihm heute noch dankbar.

5. Nach dem OP-Selfie

> *Gedacht von einer jungen OP-Schwester, die stumm blieb*
> *„Ich habe gelacht. Ich gebe es zu. Aber nicht, weil es lustig war.“*
>
> Als sie das Selfie machten, war ich still. Ich war neu. Und müde.
> Und froh, dass der Patient lebte.
> Später fragte ich mich, ob ich hätte etwas sagen sollen.

> Aber in dem Moment… war das Lachen unsere Art, nicht zu zerbrechen.
> Vielleicht war es falsch. Aber es war menschlich.

6. Der Mann ohne Blinddarm – der trotzdem operiert wurde

„Ich bin kein Vorwurf. Ich bin ein Protokollfehler mit Narbe."

> Sie schauten sich an, als sie merkten, dass ich keinen Blinddarm mehr habe.
> Einer lachte. Einer fluchte. Ich sagte nichts. Ich bin daran gewöhnt, dass Systeme mich nicht erkennen.
> Jetzt hab ich eine Narbe, wo keine mehr hätte sein müssen.
> Ich nenne sie: Erinnerung an menschliches Versagen.
> Aber ich hab auch Humor. Meistens.

KAPITEL 3

Skurrile Syndrome & schräge Diagnosen

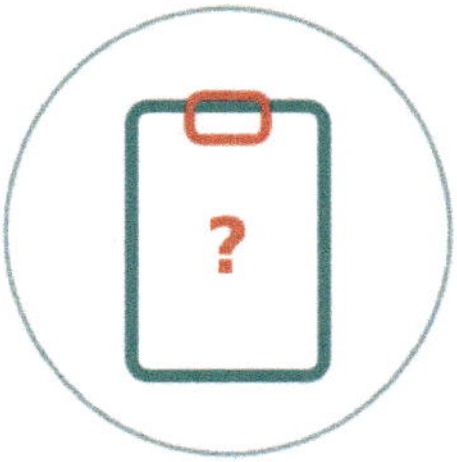

Wenn der Körper Fantasie spielt und das Gehirn Geschichten erzählt, die verrückter sind als jedes Lehrbuch.

1. Das Alice-im-Wunderland-Syndrom

Ein Junge sieht seine Hand wachsen. Riesig. Dann schrumpfen.
Seine Eltern halten es für einen Witz – bis er weinend zusammenbricht.
Die Diagnose: Alice-im-Wunderland-Syndrom.
Objekte erscheinen größer oder kleiner, Entfernungen verschieben sich wie in einem Traum.
Ursache: meist Migräne oder Epilepsie.
Behandlung? Verständnis. Zeit. Und ein bisschen Magie.

2. Fremde Akzente nach einem Schlaganfall

Sie sprach fließend Sächsisch – bis zum Schlaganfall. Danach klang sie wie aus Südfrankreich.
Ihre Freunde dachten zuerst an einen Scherz.

Doch das „Foreign Accent Syndrome“ ist real – ein neurologisches Phänomen, bei dem die Sprachmelodie so stark verändert wird, dass die eigene Muttersprache fremd klingt.
Manche lachen. Andere weinen.
Denn manchmal bedeutet „Heimat verlieren“ nur: sich selbst nicht mehr wiedererkennen.

3. Der Mann, der dachte, er sei tot

Er aß nicht mehr. Er sprach kaum. Und er bestand darauf, tot zu sein.
Seine Angehörigen waren verzweifelt.
Cotard-Syndrom, sagten die Ärzte. Eine seltene psychotische Störung, bei der Betroffene glauben, nicht mehr zu leben – oder dass Teile ihres Körpers fehlen.
Die Behandlung ist lang.
Aber es gibt Fälle, in denen sie wieder ins Leben zurückfinden.
Manchmal mit einem ersten Lächeln. Manchmal mit einem Bissen.

4. Wenn Organe lügen

Der Patient klagte über Schmerzen – immer links. Doch das Herz war rechts. Die Leber auch.
Situs inversus totalis. Eine komplette Spiegelung der inneren Organe.
Die Diagnose ist meist Zufall – entdeckt bei einer Routineuntersuchung, einem Notfall, einem Moment, in dem das „Gefühl“ nicht zum Bild passt.
Ein Körper wie ein Spiegelbild – und ein schönes Symbol dafür, dass richtig und falsch oft nur Perspektivfragen sind.

5. Das Exploding Head Syndrome

Die Betroffenen hören beim Einschlafen ein lautes Knallen im Kopf – wie eine Explosion.
Doch es ist nichts zu sehen. Keine Schmerzen. Nur Angst.
Das Exploding Head Syndrome ist harmlos – aber erschreckend.
Ein neurologischer Kurzschluss zwischen Schlaf und Wachsein.
Und der Beweis, dass selbst Stille laut sein kann.

6. Die Frau, die Farben schmecken konnte

Synästhesie. In ihrer seltensten Form.
Sie sah Gelb – und schmeckte Zitrone.
Blau war wie Minze.
Ein Konzert konnte für sie ein Drei-Gänge-Menü sein.
Es war keine Krankheit. Kein Defekt.
Nur ein anderes Erleben der Welt.
Und manchmal, sagte sie, „ist das Leben einfach leckerer, wenn man es in Farben isst."

7. Der Mann mit dem Phantom-Penis

Er hatte keine Amputation. Kein Trauma.
Doch er war überzeugt, einen zusätzlichen Penis zu spüren – deutlich, tastbar, störend.
Die Untersuchungen ergaben: nichts.
Psychiatrisch: eine seltene Form von Körperschema-Störung.
Für ihn: echter Leidensdruck.
Denn wie erklärt man, dass etwas da ist, das niemand sieht?

8. Die Frau, die niemanden erkannte – nicht mal sich selbst

Prosopagnosie. Gesichtserkennung war ihr unmöglich.
Ihr Mann? Ein Fremder.
Ihr Spiegelbild? Nicht zuzuordnen.
Sie lernte, anhand von Stimme, Gang, Kleidung zu unterscheiden.
Aber manchmal, sagte sie, „fühlt es sich an, als wäre ich in einem Raum voller Masken – und ich trage auch eine."

9. Das Capgras-Syndrom

Ein Mann war überzeugt: Seine Frau wurde durch eine Doppelgängerin ersetzt.
Sie sah gleich aus, sprach gleich – aber war nicht *sie*.
Das Capgras-Syndrom trennt Emotion und Erkennung.
Das Gesicht wird erkannt, das Gefühl dazu fehlt.
Ein neurologischer Irrtum mit dramatischen Folgen.
Denn wie liebt man jemanden, den man für eine Fälschung hält?

10. Die Hand, die ein Eigenleben führte

Alien-Hand-Syndrom.
Nach einer Hirnoperation begann die linke Hand einer Frau, Dinge zu tun – von selbst.
Sie schlug ihr Essen weg, öffnete Türen, kratzte sich, obwohl sie das nicht wollte.
„Es ist, als würde ich mit jemandem zusammenleben – in meinem eigenen Körper."
Beängstigend. Und faszinierend.
Denn manchmal vergisst sogar der Körper, dass er eins ist.

„Ich erkannte sie nicht. Aber sie roch nach Zuhause.“

(Prosopagnosie – Gesichtserkennungsstörung)

> Sie umarmte mich.
> Und ich stand da wie ein Kind, das die Spielregeln vergessen hat.
> Ihr Gesicht war nichts. Kein Bild, kein Gefühl, nur Haut über Knochen.
>
> Aber als sie sprach, fiel alles in sich zusammen:
> die Wärme in ihrer Stimme, das Zittern beim Lachen, der Geruch nach Minztee und Winterluft.
> Ich wusste: Das ist sie.
> Nicht am Gesicht.
> Aber am Herzen.

„Ich war sicher, dass ich nicht mehr lebe.“

(Cotard-Syndrom – „Ich bin tot“)

> Man redete mit mir.
> Man fütterte mich.
> Aber ich war nicht da. Nicht mehr.
>
> Ich sah meine Hände und dachte: Die gehören jemand anderem.
> Ich wartete auf das Nichts – aber es kam nicht.
> Nur Geräusche. Und Licht. Und das Echo eines Körpers, der weiteratmete.
>
> Heute weiß ich: Ich war nicht tot.
> Aber ich war sehr weit weg.
> Und jemand hat mich zurückgeholt.

„Meine Hand lebt ihr eigenes Leben."

(Alien-Hand-Syndrom)

> Sie öffnet Schubladen, die ich nicht sehen will.
> Sie kratzt sich, obwohl ich es nicht fühle.
> Manchmal hält sie meine andere Hand fest – so fest, dass es wehtut.
> Als wolle sie sagen: Ich bin da. Und ich höre nicht auf dich.
>
> Ich weiß, dass es nur Nerven sind. Elektrizität. Fehlleitungen.
> Aber nachts, wenn ich wachliege, frage ich mich:
> Was, wenn in mir jemand wohnt, der einfach nur handeln will?

„Ich höre Explosionen – aber nur, wenn ich schlafen will."

(Exploding Head Syndrome)

> Es ist laut.
> So laut, dass ich aufschrecke und glaube, der Himmel bricht über mir zusammen.
> Aber da ist nichts. Nur mein Herz. Und Stille.
> Und das Wissen: Es war wieder mein Kopf.
>
> Ich habe gelernt, mit dem Knall einzuschlafen.
> Er ist wie ein ungebetener Gast.
> Er bleibt nur kurz.
> Und ich bin stärker als sein Lärm.

„Ich sah Farben – und mein Mund füllte sich mit Geschmack.“

(Synästhesie)

Ich habe mich nie gewundert, dass Orange nach Aprikose schmeckt.
Oder dass bestimmte Stimmen wie Pfefferminz sind.
Ich dachte, alle erleben die Welt so.

Erst später sagten sie mir, das sei besonders.
Dass mein Gehirn Brücken schlägt, wo andere Mauern haben.

Für mich ist das Leben ein Festessen.
Farben, Töne, Berührungen – alles hat einen Geschmack.
Und manchmal... ist sogar Schmerz süß.

KAPITEL 4

Absurdes aus dem Klinikalltag

Zwischen Akten, Abgründen und Augenrollen – Geschichten, die kein Lehrbuch je drucken würde.

1. Die Patientenakte voller Liebesbriefe

Die Stationsleitung wunderte sich: Immer wieder fehlten Akten.
Dann fand man sie – sorgsam versteckt im Pausenraum.
Ein Patient hatte in jede Akte kleine Liebesbotschaften geschrieben – handschriftlich, charmant, manchmal gereimt.
„Für die Schwester mit den müden Augen – du hast mein Herz gepflegt, nicht nur mein Bein."
Er wurde später verlegt. Aber sein Ruf als Herzchirurg für Gefühle bleibt unvergessen.

2. "Ich hab da was im Po..." – Notaufnahmen berichten

Es ist ein Klassiker. Ein Mann kommt – sichtbar unwohl.
Flüstert: „Ich hab da was... reingerutscht."
Die Liste reicht von Parfümflakons über Fernbedienungen bis hin zu einer originalverpackten Actionfigur.
Erklärung fast immer: „Beim Putzen ausgerutscht."
In der Notaufnahme sagt man dazu nur: „Rutschige Angelegenheiten – wir fragen nicht, wir helfen."

3. Wenn Ärzte bei Google nachfragen

Ein junger Assistenzarzt steht ratlos vor einem seltenen Hautausschlag.
Die Oberärztin ist im OP. Die Bücher sagen nichts.
Also: Google.
Drei Minuten später weiß er: seltene Nebenwirkung eines asiatischen Kräuterextrakts.
Der Patient lacht. „Hab ich auch gegoogelt. Aber schön, dass Sie's bestätigen."
Manchmal ist moderne Medizin einfach ein gutes WLAN.

4. Der Mythos vom vollen Mond

„Vollmond? Heute wird's schlimm." – sagt jede Pflegekraft irgendwann.
Ob es stimmt? Studien sagen nein.
Der Stationsalltag sagt: vielleicht doch.
Statistisch unspektakulär, gefühlt chaotisch.
Wenn sechs Geburten gleichzeitig starten, drei alkoholisierte Patienten ihre Reinkarnation verkünden und jemand versucht, das Wartezimmer zu räuchern... dann ist fast immer: Vollmond.

5. Der Mann, der seine Röntgenbilder signieren wollte

Er war stolz auf seine neue Hüfte. Und auf sein „perfektes Beckenbild".
Er bat, ein Exemplar fürs Wohnzimmer zu bekommen – laminiert, bitte.
Dann wollte er es unterschreiben, „wie ein Promi auf einem Fan-Foto".
Der Radiologe druckte es aus. Der Patient signierte mit silbernem Marker.
Heute hängt es neben dem Familienporträt. Mit dem Titel: „Metall und Mensch – 2023".

6. Die Frau, die während der OP Lottozahlen diktierte

Vollnarkose – eigentlich tiefster Schlaf.
Doch während der Operation begann die Patientin leise zu murmeln: „12... 48... 3..."
Das OP-Team hielt inne. Jemand schrieb mit.
Später stellte sich heraus: Sie hatte regelmäßig im Schlaf Lottozahlen geträumt.
Die Zahlen? Zwei Richtige. Aber der Mythos bleibt: Vielleicht war es nur die falsche Woche.

7. Der Patient mit dem emotionalen Thermometer

Bei jeder Visite zeigte das Fieberthermometer 39,4°. Immer.
Doch der Patient sah aus wie das blühende Leben.
Irgendwann merkte eine Schwester: Er hatte das Thermometer vorher kurz an die Nachttischlampe gehalten.

Warum? „Ich wollte, dass sich jemand um mich kümmert."
Das tat weh – auf eine andere Art.

8. Der Rollstuhl, der alleine fuhr

Mitten in der Nacht: Alarm im Flur.
Kameras zeigen einen Rollstuhl, der langsam Richtung Aufzug rollt.
Keine Person zu sehen. Keine Erklärung.
Am nächsten Morgen: Rätselraten.
Bis jemand gesteht: „Ich wollte testen, ob der Boden wirklich ganz eben ist."
Fazit: Ja. Und ja – es war gruselig.

9. Die Visite im Tutu

Eine verlorene Wette unter Assistenzärzten führte dazu, dass Dr. M. in rosa Tutu zur Frühvisite erschien – inklusive ernstem Gesicht und Klemmbrett.
Die Oberärztin sagte nichts. Erst am Ende:
„Endlich mal jemand, der die Ballettmetapher der Stationsorganisation ernst nimmt."
Seitdem heißt das Dienstzimmer intern: „Bühne 1".

10. Der Patient, der heimlich Pizza bestellte – im OP-Vorbereitungsraum

Nüchtern ab Mitternacht – so lautete die Anweisung.
Doch kurz vor dem Eingriff bemerkte das Team: Pizzaduft im Raum.
Der Patient hatte per App an die Klinikadresse liefern lassen.
Begründung: „Ich wollte mit vollem Bauch sterben – falls was schiefläuft."

> Der Eingriff wurde verschoben. Die Pizza geteilt.
> Ein tragikomisches Mahlzeitgedächtnis.

Interner Vorfallbericht – OP-Vorbereitung

> **Fallnummer:** 04/420-PZ
> **Betreff:** Illegale Pizzalieferung in präoperativem Zustand
> **Datum:** [nicht dokumentiert – vermutlich Freitag]
> **Verfasser:** OP-Koordinatorin Fr. M. Kroll

Sachverhalt:

- Patient Herr T., 59 Jahre, elektiver Eingriff (Laparoskopie, geplanter Leistenbruchverschluss), lag seit 6:30 Uhr im OP-Vorbereitungsraum.
- Um 7:12 Uhr wurde vom Pflegepersonal eine „unerklärliche Geruchsbelästigung mit olfaktorischer Käsenote“ festgestellt.
- Um 7:14 Uhr erschien ein sichtlich verwirrter Lieferfahrer von „Pizza Rocco“ im Eingangsbereich – Bestellung auf den Namen „T.“, Lieferung „Spezialsalami, extra Knoblauch“.
- Die Pizza wurde offensichtlich **per App** an die Adresse „Chirurgisches Zentrum, Ebene 1 – bitte direkt zu mir bringen“ bestellt.

Verhalten des Patienten:

- Aussage bei Konfrontation: „Ich hatte Hunger. Und... na ja, falls ich's nicht überlebe – besser mit Pizza als mit leerem Magen.“
- Keine Einsicht bezüglich präoperativer Nüchternheitsanordnung.
- Kommentar: „Ihr habt gesagt, ich soll's vorher noch genießen.“

Maßnahmen:

- Eingriff verschoben um 48 Stunden wegen erhöhter Aspirationsgefahr.
- Pizza konfisziert und aus hygienischen Gründen entsorgt (offiziell).
- Inoffiziell: OP-Team hat sich gegen 9:30 Uhr kollektiv verdächtig lange im Pausenraum aufgehalten.

Nachbesprechung:

- Schulung zur präoperativen Nüchternheit wird um den Punkt „Food Delivery Apps" erweitert.
- Neuer Aufnahmeanamnesebogen ergänzt um die Frage:

„Haben Sie kürzlich etwas bestellt, das verdächtig nach letzten Mahlzeiten aussieht?"

- Vorschlag zur Einrichtung einer Klinik-eigenen Pizzeria („OPizza – steriler Genuss") wurde abgelehnt.

> **Unterschrift:**
> Fr. M. Kroll
> (OP-Koordinatorin, Hobbyköchin, Salami-allergisch)

Kapitel 5

Was Professoren verschweigen würden

Zwischen Theorie und Wirklichkeit: Dinge, die im Medizinstudium niemand sagt – aber alle irgendwann lernen.

1. Warum das Stethoskop oft nur Deko ist

Es baumelt stolz um den Hals – Symbol der Medizin.
Aber wie viele Medizinstudierende trauen sich wirklich, beim ersten Praktikum etwas „Wichtiges“ zu hören?
Viele nehmen es nur in die Hand, wenn jemand zusieht.
Eine junge Ärztin sagte: „Ich hab das erste halbe Jahr so getan, als würde ich was hören. Mein Gesichtsausdruck war reiner Schauspielunterricht.“

2. Die Geschichte des Zappelphilipps – und wie sie uns alle betrifft

ADHS gilt als moderne Diagnose – aber schon Heinrich Hoffmann beschrieb im 19. Jahrhundert den „Zappelphilipp“.
Heute erkennen sich nicht nur Kinder in ihm, sondern auch viele im ärztlichen Berufsstand: übermüdet, reizoffen, innerlich

immer „an“.
Die stille Wahrheit: Die Medizin zieht oft genau die an, die selbst nicht stillsitzen können – und daraus entsteht manchmal Großes.

3. Homöopathie im Hörsaal

Eine Vorlesung zur evidenzbasierten Medizin.
Plötzlich: eine Folie zur Homöopathie.
Der Professor sagt: „Es ist Unsinn – aber die Patient:innen glauben daran. Also lernen Sie es. Nicht, weil es wirkt. Sondern weil Menschen hoffen.“
Die Botschaft zwischen den Zeilen: Nicht alles, was wir lehren, glauben wir auch. Und nicht alles, was Menschen glauben, ist deshalb falsch.

4. Die Kunst des Kaffeetrinkens im OP

Kaffee ist kein Getränk im Klinikalltag – es ist ein Überlebensmittel.
Doch im OP herrscht Disziplin. Also wird die Tasse balanciert, versteckt, weitergegeben.
Eine OP-Schwester berichtet: „Ich habe gelernt, wie man mit zwei Handschuhen, einer Maske und null Mimik trotzdem Espresso kommuniziert.“
Manche sagen: Der wahre Puls im OP kommt aus der Kaffeemaschine.

5. Die Notfall-Superkraft namens „So tun als ob“

Man weiß nichts. Der Blick ist leer. Aber der Patient schaut.
Also: Stirn runzeln, wichtig nicken, mit Nachdruck sagen: „Wir beobachten das sehr genau.“
Erst danach leise zur Pflege: „Was war nochmal die normale Atemfrequenz?“
So beginnt sie: die hohe Kunst des professionellen Halbwissens.

6. Warum niemand zugibt, wie schlecht viele Nähen können

In der Ausbildung wird viel Wert aufs Nähen gelegt – aber kaum jemand übt es wirklich.
Ein junger Arzt sagte: „Ich hab das erste Mal an einem Schweinefuß geübt. Und das zweite Mal... an einem echten Fuß.“
Ergebnis: eine krumme, aber tapfere Naht.
Kommentar des Oberarztes: „Sieht aus wie moderner Tanz – aber wird halten.“

7. Der stille Schwur der weißen Lüge

„Wie geht's meinem Vater wirklich?“
Die Frage ist einfach. Die Antwort oft nicht.
Man lernt früh, dass Ehrlichkeit und Hoffnung manchmal nicht in denselben Satz passen.
Also sagt man: „Stabil, aber wir sind wachsam.“
Und weiß: Das ist weder Lüge noch Wahrheit – sondern Schutz.

8. Die Medizinprüfung, die niemand ernst nahm

Eine mündliche Prüfung in Pathophysiologie.
Der Prüfer stellt nur Fragen zu Fußball und Opern – wer antwortet, bekommt eine Eins.

Die wahren Inhalte? Nichts davon geprüft.
Nachher sagt er: „Ich wollte wissen, ob Sie zuhören können, auch wenn Sie nichts wissen."
Und damit war's vermutlich die wichtigste Lektion des Studiums.

9. Warum man im PJ lernt, zu nicken

10. Die Wahrheit über Multiple Choice: Es ist Taktik, nicht Wissen

Kreuzchen setzen – der Prüfungsalltag.
Aber die wahren Strategien lauten: „Ausschlussverfahren", „zwei komische Antworten raus" und „immer C, wenn man keine Ahnung hat".
Eine Studentin sagte: „Ich wusste nichts – aber ich wusste, wie Prüfende denken."
Willkommen im Überlebenstraining namens Studium.

„Mein erster Tag mit dem Stethoskop"

Ein Eintrag aus dem inneren Logbuch einer Medizinstudentin.

Ich bekam es morgens um 07:12 Uhr.
Einmal überreicht, wortlos, auf dem Weg zur Visite.
Ein Stethoskop. Schwarz, glänzend, neu.
Es fühlte sich an wie ein Ritterschlag.
Oder wie ein Requisit aus einem Theaterstück, dessen Handlung ich noch nicht verstanden hatte.

Ich hing es mir um den Hals.
Nicht zu fest – aber so, dass es „nach Ärztin" aussah.

Ich übte kurz das ernste Gesicht im Fahrstuhlspiegel.
Der Assistenzarzt neben mir nickte anerkennend. Ich tat so, als hätte ich nichts bemerkt.
Aber innerlich rief ich: **Ich gehöre jetzt dazu!**

Dann kam der erste Patient.
Die Oberärztin sagte: „Hören Sie mal ab."
Ich lächelte.
Ich setzte das Stethoskop an – und hörte...
nichts.
Also doch: ein Rauschen. Oder ein Klopfen. Oder mein eigener Puls?
Ich nickte.
Ich sagte: „Lunge frei."
Die Oberärztin nickte zurück.
Niemand wusste, dass ich nichts wusste.
Und das war der Moment, in dem ich lernte: **Sicherheit ist oft ein Schauspiel.**

Am Nachmittag übte ich heimlich an meinem Mitbewohner.
Der hatte keine Lust, aber ich sagte: „Tu wenigstens so, als wärst du krank."
Ich hörte alles. Und verstand nichts.
Aber es war der Anfang.

Heute trage ich das Stethoskop immer noch.
Manchmal hänge ich es mir in der U-Bahn um den Hals, wenn ich müde bin.
Nicht aus Eitelkeit.
Sondern weil ich mich daran erinnern will:
Wie sich das angefühlt hat.
Als ich zum ersten Mal so tat, als würde ich etwas hören –
und zum ersten Mal gehört wurde.

KAPITEL 6

Pflegekräfte packen aus

Zwischen Erschöpfung, Empathie und Espresso – Stimmen aus der stillen Front der Menschlichkeit.

1. Der unsichtbare Heldenschlag

Eine Pflegekraft reanimiert – allein, in der Nacht, auf dem Gang.
Kein Arzt in Sicht, kein Applaus, kein Protokoll.
Nur ein gerettetes Leben und ein Herz, das wieder schlägt.
Man fragt später: „Wer hat angefangen?“
Antwort: „Ich. War halt da.“

2. Wenn Patienten zu Schauspielern werden

Eine ältere Dame stöhnt bei jeder Bewegung – bis sie denkt, niemand schaut mehr.
Dann steht sie auf, schüttelt ihr Kissen, tanzt leise zum Radio.
Als die Tür aufgeht, schreit sie wieder: „Aua!“
Pflegekraft flüstert: „Ich hab Sie gesehen.“
Antwort: „Na und? Sie wollten doch Unterhaltung.“

3. „Bitte bleiben Sie liegen!“ – und andere vergebliche Bitten

„Ich muss nur kurz zur Post!“ – sagt der Patient mit frisch genähter Leiste.
„Ich bring Ihnen die Klingel, wenn Sie zurück sind.“
Er war fünf Minuten später wieder da – mit Zeitung und Kaffee.
„Ich bin kein Kind“, sagt er.
„Doch“, murmelt die Pflegekraft. „Aber ein liebenswertes.“

4. Humor als letzte Rettung

Ein junger Patient liegt im Sterben.
Seine Lieblingsserie: eine flache Krankenhaus-Sitcom.
Die Pflegekraft schaut mit, lacht mit, stirbt ein bisschen mit.
Am letzten Tag sagt der Patient: „Du bist die Hauptdarstellerin in meinem Abspann.“
Sie weint erst später. Auf dem Flur. Im Stehen.

5. Die Nachtschicht, die nie endet

2:00 Uhr. Die Klingel geht.
2:05 Uhr. Windel.
2:07 Uhr. Blutdruck.
2:09 Uhr. Tee.
2:12 Uhr. Tränen.
2:13 Uhr. Lächeln.
2:15 Uhr. Klingel wieder.
Sie sagt: „Ich dachte, ich dreh durch.“
Dann sagt jemand: „Danke, dass Sie da sind.“
Und sie dreht weiter – aber mit Herz.

6. Der Pfleger mit dem Zaubertrick

Ein Kind mit Angst vor der Blutabnahme.
Der Pfleger versteckt die Kanüle in einem Pappbecher.
„Achtung, gleich kommt das Pikamonster!“
Kind lacht, weint, kriegt ein Pflaster mit Glitzer.
Die Träne bleibt – aber das Lachen auch.
Zauber ist manchmal nur ein Pflaster zur richtigen Zeit.

7. Die Übergabe, die in Tränen endete

Manchmal sagt eine Stimme in der Übergabe: „Patient X ist verstorben.“
Alle nicken.
Manche schreiben still.
Aber heute sagt eine Kollegin: „Er hat mich letzte Woche ‚meine Tochter‘ genannt.“
Dann wird es still.
Und das ist auch Pflege.

8. Die Pflegekraft, die nicht schlafen konnte

Schicht vorbei. Körper leer. Herz voll.
Zu Hause versucht sie zu schlafen.
Aber der Klang des Monitors hängt noch im Ohr.
Und das Bild der Hand, die ihre gehalten hat, geht nicht weg.
Manchmal ist das Einschlafen schwerer als das Wachbleiben.

9. Die Krankenschwester mit den bunten Socken

Jede Schicht: neue Farben, neue Muster.
Ein Patient fragt: „Warum tragen Sie Flamingos?“
Antwort: „Damit jemand was anderes sieht als Weiß und Grau.“

Am Ende des Aufenthalts sagt er: „Ich hab nie auf Ihre Medikamente geachtet. Nur auf die Socken."
Und das war genug.

10. Der Patient, der einfach nur mal zuhören wollte

Er sagt: „Können Sie kurz bleiben?"
Sie sagt: „Ich hab leider keine Zeit."
Er sagt: „Ich will nur, dass jemand da ist, wenn ich schweige."
Sie bleibt. Setzt sich ans Bett.
Fünf Minuten. Kein Wort. Nur zwei Menschen im selben Raum.

11. Der Moment, in dem du dich selbst vergisst

Stress, Chaos, Notfall, Klingeln.
Dann weint ein Kollege.
Und du hältst ihn, obwohl du selbst fast umfällst.
Pflege ist keine Disziplin.
Sie ist ein Reflex. Für andere – nicht für dich.

12. Die stumme Wut nach der vierten Überlastung

Der Schichtplan ändert sich zum dritten Mal in einer Woche.
Keine Zeit zum Atmen, Trinken, Essen.
Die Stationsleitung sagt: „Wir schaffen das."
Sie nickt. Lächelt.
Und bricht am Auto zusammen.
Wut ist still.
Pflege oft auch.

13. Die Schicht mit dem Lächeln, das blieb

Ein Patient mit Demenz nennt sie „Prinzessin".
Immer wieder.
Sie korrigiert ihn nie.
Als er entlassen wird, sagt er zum Abschied: „Meine Prinzessin hat mich gerettet."
Sie lacht. Und trägt das Kleid ihrer Rolle weiter – ohne Krone, aber mit Haltung.

14. Wenn Dokumentation wichtiger ist als Dasein

Sie schreibt: „Patient X wurde beruhigt."
Was wirklich passierte:
Sie hielt seine Hand, bis er nicht mehr zitterte.
Erzählte von ihrem Garten.
Zog die Decke bis zur Brust.
Sagte nichts.
Aber war da.
Manches steht eben zwischen den Zeilen.

15. Der Satz, der am meisten Kraft kostet

„Ich muss weiter."
Man sagt ihn hundert Mal am Tag.
Und jedes Mal tut er weh, wenn jemand mit den Augen sagt: „Bleib noch."
Aber man sagt ihn.
Weil es sein muss.
Pflege heißt oft: gehen, wenn man bleiben möchte.

Interner Pflegebericht – Station 3B

> **Fallnummer:** #3B-219-SO
> **Betreff:** Auffällige Sockenwahl durch Pflegekraft Fr. L.
> **Datum:** Mittwoch, 06:45 Uhr
> **Verfasserin:** Stationsleitung M. Koller (nach Rückmeldung eines Patienten)

Beobachtung:

- Patient Herr J., 74 Jahre, wegen postoperativer Schmerzen stationär aufgenommen, berichtet beim Frühstück über „ungewöhnlich gute Laune"
- Auf Nachfrage: „Diese Krankenschwester heute... mit den Flamingo-Socken. Ich hab seit Tagen zum ersten Mal wieder gelächelt."
- Weiter: „Ich wusste nicht mal, dass ich Flamingos mag. Aber heute mag ich sie."
- Zusatzkommentar des Patienten: „Es sind die kleinen Dinge, die einem zeigen, dass man noch fühlt."

Pflegekraft: Fr. Lisa H., examiniert, seit 4 Jahren im Dienst

> **Sockenbeschreibung laut Patient:** rosa Grundfarbe, Flamingos mit Sonnenbrillen, tanzend
> **Verwendungszweck laut Pflegekraft:**

„Manche Patienten merken sich keine Namen – aber sie erinnern sich an meine Füße. Das ist okay für mich."

Relevanz:

- Kein medizinischer Nutzen im engeren Sinne
- Psychosoziale Wirkung eindeutig positiv
- Keine hygienischen Verstöße – Socken sauber, geschlossen getragen, unter Kasack sichtbar
- Teaminterner Running Gag: „Wenn Lisa Flamingos trägt, wird's ein guter Tag."

Empfehlung:

- Keine Maßnahmen erforderlich
- Erwägung: Einführung eines inoffiziellen Thementags (z. B. „Motivsockenmontag") zur Stärkung der Stationsatmosphäre
- Erinnerung daran, dass Pflege auch in den Zwischenräumen wirkt – farbig, flüchtig, aber wirksam

> **Unterschrift:**
> M. Koller
> Stationsleitung, mit aktuell sehr langweiligen grauen Socken

Hausinternes Memo – Abteilung für Ordnung, Auftreten & Auftritt (AOA)

> **Betreff:** Zur Eindämmung der *Socken-Anarchie* im Stationsbetrieb
> **Von:** Dr. Dr. Klaus-W. Römers, Chefarzt der Inneren Ordnung
> **Datum:** Unvermeidlich
> **Verteiler:** Alle Stationsleitungen, Pflegekräfte, ärztliches Personal, Reinigungskräfte (aus Prinzip)

Sachverhalt:

> Es wurde mehrfach beobachtet, dass einzelne Pflegekräfte in farblich, thematisch oder emotional auffälligen Strümpfen ihren Dienst verrichten.
> Zuletzt: „rosa Socken mit Flamingos in Feierpose".
> Inakzeptabel. Nicht wegen Hygiene – sondern wegen Irritation der inneren Ordnung.

Mögliche Auswirkungen:

- Patienten könnten fälschlicherweise Hoffnung empfinden
- Stationskolleg:innen könnten sich ermutigt fühlen, ebenfalls Farbe zu bekennen
- Das Ernstnehmen der Krankheitssituation könnte durch plötzlich einsetzende Heiterkeit unterwandert werden
- Unklarer Effekt auf die Kaffeemaschine (noch in Prüfung)

Erwartetes Sockenverhalten:

- Farben: Klinikgrau, Beigeschattierungen, Reueweiß
- Muster: Keine
- Emotion: Bedingt unterdrückt

- Sprüche wie „Heute schon gepflegt?“ oder „Ich hab Rücken“ sind zu vermeiden

Empfehlungen zur Re-Normierung:

- Einführung eines Sockenkontrollplans (SKP)
- Socken-Selbstverpflichtungserklärung vor jeder Schicht
- Wöchentliche Motivneutralitätsprüfung durch den AOA-Ausschuss

Letzter Kommentar:

> Das Lächeln eines Patienten ist kein gültiger Grund für institutionelle Farbabweichung.
> Humor ist kein Heilmittel.
> Pflege ist kein Zirkus.
>
> **Unterschrift:**
> Dr. Dr. Klaus-W. Römers
> Chefarzt & zertifizierter Spaßverderber (Stufe II)

Die inoffiziellen Überlebensregeln für Pflegekräfte

Eine lose Sammlung mündlicher Weisheiten, stiller Mantras und harter Realitäten.

§1 – Die Kaffeetasse ist heilig.

> Wer sie anfasst, leert oder stehen lässt, trägt Verantwortung.
> Wer sie verliert, verliert das Team.

§2 – Du darfst müde sein. Aber du darfst es nie zugeben, wenn der Patient fragt.

> „Geht's Ihnen gut?" –
> Antwort: „Natürlich. Wie kann ich helfen?"
> Gedacht: „Ich bin seit 3 Tagen ein Kaffeegeist mit Namen."

§3 – Der Satz „Ich mach das mal schnell" ist verflucht.

> Er zieht mindestens vier neue Aufgaben an.
> Man tut es trotzdem.
> Und verflucht sich erst später.

§4 – Deine Kolleg:innen sind deine Rettungsleine.

> Man teilt sich Schmerzmittel, Pflaster, Tränen –
> und manchmal einfach nur ein Blick, der sagt: „Ich versteh dich."

§5 – Es gibt keine unwichtigen Pausen. Nur unterbrochene.

> Egal, ob du 3 Minuten isst oder 30 Sekunden atmest:
> Es zählt. Du zählst.

§6 – Wenn ein Patient „Nur mal kurz…“ sagt, plane 45 Minuten.

> Und vergiss nie:
> Die wahren Fragen beginnen mit „Ich wollte Sie mal was fragen…“

§7 – Lachen ist Pflege.

> Auch wenn’s schwarz ist.
> Auch wenn’s spät ist.
> Auch wenn’s niemand versteht außer ihr zwei im Dienstzimmer um 4 Uhr morgens.

§8 – Dokumentation ist wie Origami.

> Du sollst 12 Handlungen in 6 Feldern unterbringen.
> Aber wehe, du vergisst das Kreuz bei „Reaktion auf Maßnahme“.

§9 – Du darfst nicht alles retten.

> Aber du kannst da sein, wenn es wichtig ist.
> Manchmal ist Anwesenheit die eigentliche Therapie.

§10 – Die Flamingo-Socken sind kein Regelverstoß.

> Sie sind Protest.
> Und Statement.
> Und manchmal der einzige Farbtupfer in einem grauen Tag.

Zusatzregel (nur mündlich überliefert):

> „Wenn du glaubst, du kannst nicht mehr,
> kommt entweder der Frühdienst –
> oder der nächste Klingelknopf."

KAPITEL 7

Wissen, das wirklich keiner braucht – aber jeder liebt

Wenn Medizin plötzlich zur Anekdote wird – und Geschichte zur besten Unterhaltung.

1. Warum Ärzte früher Perücken trugen

Nicht aus Eitelkeit – sondern wegen Hygiene.
Im 17. Jahrhundert galten Perücken als Schutz gegen Läuse und Blut.
Außerdem: Je größer die Perücke, desto höher das Ansehen.
Ein Pariser Chirurg ließ sogar medizinische Instrumente in seine einarbeiten – quasi ein Frühform-Rucksack auf dem Kopf.

2. Der Mythos vom wandernden Uterus

Die antike Vorstellung: Der Uterus könne sich im Körper frei bewegen – bis in die Lunge!
Symptome: Hysterie, Atemnot, Krämpfe.
Therapie: Düfte. Unten übel riechend, oben wohlriechend – um die Gebärmutter „zurückzulocken".
Heute unvorstellbar. Damals medizinischer Konsens.

3. Schräge Heilmethoden aus der Antike

Einige Highlights:
– Skorpione zerreiben gegen Zahnschmerzen
– Mausexkremente gegen Haarausfall
– Blutegel... überall
Und: Gladiatorenblut galt als Wundermittel gegen Epilepsie.
Spoiler: Nichts davon hat jemals gewirkt – aber es hielt die Leute beschäftigt.

4. Medizinische Irrtümer, die jahrhundertelang galten

– Vier-Säfte-Lehre: Alles war entweder zu trocken, zu feucht, zu warm oder zu melancholisch
– Tabak gegen Asthma
– Quecksilber als „Lebensverlängerer"
Manche dieser Irrtümer hielten sich über 1000 Jahre – das ist mehr als so mancher Impfstoff brauchte, um angezweifelt zu werden.

5. Die Geburt im Sitzen – kein TikTok-Trend, sondern altbewährt

Schon im alten Ägypten gebaren Frauen auf Hockstühlen.
Die heutige Rückenlage entstand aus Bequemlichkeit – für Ärzte, nicht für Gebärende.
Manche Dinge sind alt – weil sie funktionieren.

6. Der Aderlass – Klassiker mit Blutvergießen

Jahrhundertelang die Universaltherapie: zu viel Wut? Aderlass.
Kopfschmerzen? Aderlass.
Katzenhaarallergie? Raten Sie mal.
Meistens verlor man nur Blut. Und oft auch: das Bewusstsein.

7. Die Erfindung der Narkose – inspiriert von einem Lachgas-Unfall

Ein Zahnarzt beobachtete, wie ein Mann sich bei einer Lachgas-Show verletzte – und es nicht bemerkte.
Er dachte: „Praktisch."
Ein paar Versuche später war die moderne Narkose geboren.
Medizinischer Fortschritt durch Zufall. Und Showeffekte.

8. Die Zeit, als man Zahnschmerzen mit Gesang therapieren wollte

Im Mittelalter glaubte man: Wer fromme Lieder singt, heilt seine Zähne.
Singen beruhigt – das stimmt.
Aber Karies interessiert sich nicht für Kirchenmusik.

9. Die Blasenstein-OP ohne Narkose – mit Zeitlimit

Ein berühmter französischer Chirurg des 18. Jahrhunderts schaffte es, einen Blasenstein in unter einer Minute zu entfernen – ohne Betäubung.
Die Patienten überlebten... manchmal.
Er selbst starb arm – aber mit Rekord.

10. Die medizinische Diagnose durch Urinfarbe – ohne Labor

Im Mittelalter reichte ein Blick ins Uringlas: Farbe, Geruch, „Schimmer".
Gelb: gut.
Rot: gefährlich.
Milchig: „sorgenvoll".
Einige Ärzte versuchten sogar zu schmecken – aus „wissenschaftlicher Genauigkeit".
Gott sei Dank kam irgendwann das Labor.

11. Die „Uterus-Massage" – als Therapie gegen Frauenhysterie

Ja, das ist, was du denkst.
Im 19. Jahrhundert wurde die „manuelle Therapie" zur Standardbehandlung angeblicher Hysterie.
Später erfand man das Vibrationsgerät – medizinisch, natürlich.
Der Rest ist Geschichte. Und peinlich.

12. Der erste Herzschrittmacher – war größer als der Patient

1958: Der erste implantierbare Schrittmacher.
Er wog fast 1,5 kg, hielt wenige Stunden – und musste durch die Haut wieder aufgeladen werden.
Aber: Er funktionierte.
Heute passt ein Schrittmacher auf eine Münze. Fortschritt braucht Geduld – und Mut.

13. Warum Krankenschwestern früher weiße Hauben trugen

Nicht nur aus Anstand – sondern um Schweiß und Haare vom Gesicht zu halten.
Ein Nebeneffekt: Autorität.
Eine Schwester mit Haube betrat den Raum – und selbst der Chefarzt stand gerade.

14. Die Zeit, als man Schlangenöl ernsthaft verkaufte

Im Wilden Westen galt Schlangenöl als Wundermittel gegen Rheuma, Haarausfall, Impotenz, Müdigkeit – und Langeweile.
Meist bestand es aus Alkohol, Kräutern und... Wasser.
Heute ist „Schlangenöl" ein Begriff für jede gut vermarktete Lüge mit Heilversprechen.
Manche Dinge ändern sich nicht.

15. Das Phänomen der „Autopsie-Liebesbriefe"

Im 18. Jahrhundert schrieben Medizinstudenten heimlich poetische Briefe an die Körper, an denen sie übten – anonym, liebevoll, voller Dankbarkeit.
Einige dieser Briefe sind erhalten.
Ein Beispiel:

„Du schweigst – und doch lehrest du mich mehr als jeder Professor."
Ein Hauch Menschlichkeit im Formalin.

„Ich danke dir, obwohl du nie antworten wirst."

Ein innerer Monolog. Anatomiesaal, Winter 1786.

> Deine Haut war kalt.
> Nicht vom Tod – sondern von der Zeit.
> Du lagst da, mit einer Ruhe, die mich an meine Großmutter erinnerte.
> Nicht ängstlich. Nicht dramatisch. Nur still.
>
> Der Professor sprach von Muskeln. Vom Ursprung. Vom Ansatz.
> Er zeigte, schnitt, erklärte.
> Ich hörte – und sah dich.
>
> Ich weiß nicht, wie du hießt.
> Ob du geliebt wurdest. Oder vergessen.
> Ob du gewollt hast, dass junge Männer mit Tinte an den Fingern dich aufschneiden.
> Ob du uns verziehen hast – oder es nie nötig war.
>
> Ich schnitt vorsichtig. Als würdest du es spüren.
> Ich murmelte „Entschuldige" – und meinte: Danke.
>
> Die anderen lachten. Fluchten. Mancher war grob.
> Ich schrieb dir später einen Brief.
> Nicht mit Adresse. Nur ins Herz hinein.
>
> „Ich danke dir, obwohl du nie antworten wirst.
> Du hast mir beigebracht, zu sehen, ohne zu urteilen.
> Zu berühren, ohne zu besitzen.
> Und zu lernen – mit Demut."

Manche sagen, Anatomie sei nur ein Fach.
Aber ich weiß:
Du warst mein erster Lehrer.

„Ich habe mehr Leben empfangen als die meisten je begreifen werden.“

Hebamme, Süddeutschland, um 1470.

Sie holen mich in der Nacht.
Immer.
Wenn der Schrei beginnt. Wenn das Blut fließt. Wenn der Mann draußen betet, und die Mutter innen zerreißt.

Ich trage kein Kreuz. Keine Schrift.
Nur Hände, die wissen, wie man Leben fängt. Und manchmal: wie man es loslässt.
Die Kirche misstraut mir. Die Männer auch.
Aber wenn die Frucht kommt, suchen sie mich. Immer mich.

Ich habe Kinder in Ställen geholt. In Kellern. In Burgen.
Ich habe geboren aus Königinnen – und aus Mägden.
Manche kamen laut. Manche still.
Alle kamen durch mich.

Man sagt, ich sei zu oft bei der Geburt. Dass ich mit dem Tod tanze.
Aber sie wissen nicht, wie nah sich Leben und Sterben sind.
Ich weiß es. Ich halte beide in derselben Schale.

Wenn ich gehe, wird man vielleicht nichts von mir wissen.
Aber irgendwo weint ein Kind – das ich zuerst gehalten habe.
Und das reicht mir.

„Sie hielten sich für Könige. Und ich habe sie mit Respekt behandelt.“

Arzt in einer „Irrenanstalt“, Nordfrankreich, 1851.

> Sie riefen mich „Wächter der Schatten“.
> Ich wusste nie, ob es ein Fluch war – oder ein Titel.
>
> Ich sah Männer, die mit der Wand sprachen.
> Frauen, die ihre Kinder in Laken wickelten, obwohl sie nie geboren hatten.
> Ein Junge, der tagelang nur sagte: „Ich bin aus Licht.“
> Und manchmal, für einen Moment, glaubte ich es fast.
>
> Sie wollten Heilung von mir.
> Aber ich hatte keine.
>
> Ich hatte Ruhe. Wasser. Und meine Stimme.
> Ich sprach mit ihnen, auch wenn sie nie antworteten.
> Ich strich über Stirnen, die man längst aufgegeben hatte.
>
> Meine Kollegen lachten. Sagten: „Sie hören uns nicht.“
> Ich antwortete: „Aber ich höre sie.“
>
> Vielleicht habe ich nichts verändert.
> Aber sie starben mit einem Namen – nicht mit einer Nummer.
> Und manchmal, ganz selten, sah ich sie lächeln.

Das war meine Medizin.

„Ich konnte nichts retten. Aber ich konnte halten.“

Krankenschwester, Feldlazarett bei Verdun, 1916.

> Der Boden ist niemals trocken.
> Blut, Schlamm, Wasser – alles vermischt sich.
> Wir wischen es weg. Wieder. Und wieder.
> Aber es kommt zurück. Wie der Lärm.
>
> Sie bringen sie auf Tragen. Ohne Gesichter.
> Manche sind noch warm. Manche atmen nur durch das Zittern der Lider.
> Ich frage nicht mehr, wie sie heißen.
> Ich frage: „Ist er noch da?“
> Und dann tue ich, was ich kann.
>
> Ich halte Hände. Ich schneide Stoff.
> Ich koche Wasser, das niemals warm genug ist.
> Ich sage Dinge, die nicht stimmen – aber gebraucht werden.
> „Es wird gut.“
> „Deine Mutter kommt.“
> „Du schläfst nur kurz.“
>
> Ich schreie nie.
> Ich flüstere. Weil alles andere zu laut ist.
>
> Manchmal schreibe ich Briefe, die Mütter nie verstehen werden.
> „Er war ruhig.“
> „Er hatte keine Schmerzen.“
> Ich lüge für den Frieden – weil der Krieg schon alles andere zerstört hat.

Wenn ich schlafen kann, sehe ich Gesichter, die ich nie kannte.
Wenn ich wach bin, sehe ich dieselben.
Es macht keinen Unterschied.

Aber manchmal – ganz selten – überlebt einer.
Und flüstert: „Danke."
Dann weine ich.
Nicht, weil ich gerettet habe.
Sondern weil ich gehalten habe.
Und das war alles, was möglich war.

KAPITEL 8

Und was lernen wir daraus?

Aus dem Notizbuch einer, die nicht alles weiß – aber viel gesehen hat.

Seite 3 – Lachen ist ein Medikament, das keiner verschreibt, aber alle brauchen.

> Ich habe Patienten erlebt, die nach der Diagnose weinten –
> und beim zweiten Satz lachten.
> Beides war echt.
> Beides heilte ein Stück.

Seite 7 – Du lernst nicht, wie du berührst. Du lernst, wie du bleibst.

> Manchmal gibt es nichts zu sagen.
> Nur die Entscheidung, nicht wegzugehen.
> Das reicht oft.
> Manchmal ist das alles.

Seite 11 – Der Körper lügt nicht. Aber manchmal verwirrt er uns einfach.

> Ein Herz sitzt rechts.
> Eine Leber fehlt.
> Ein Thermometer zeigt, was der Mensch vermisst.
> Und wir stehen da – mit dem Versuch, Logik auf etwas Lebendiges anzuwenden.

Seite 14 – Fehler gehören dazu. Und ja, du wirst welche machen.

> Aber dann kommt jemand, sagt „Schon gut" –
> und du lernst, wie Verzeihen in Kitteln aussieht.

Seite 17 – Es sind nicht die Fachbegriffe, die bleiben.

> Sondern Sätze wie:
> „Danke, dass Sie mich nicht ausgelacht haben."
> „Kommen Sie morgen wieder?"
> „Sie riechen wie meine Tochter."
> Ich schreibe sie nicht in Berichte.
> Aber sie schreiben sich in mich.

Seite 22 – Wenn du denkst, du kannst nicht mehr – hör hin.

> Irgendwo klingelt jemand.
> Irgendwo braucht dich jemand.
> Und plötzlich findest du noch einen Schritt, eine Geste, ein Lächeln.
> Keine Energie – aber Haltung.

Seite 27 – Zwischen Diagnose und Mensch liegt ein ganzer Ozean.

> Die Kunst ist, nicht nur zu schwimmen.
> Sondern auch zu sehen, wer am Ufer steht.

Seite 33 – Absurdität ist ein Schutzmechanismus.

> Wenn jemand sagt, er habe eine Fernbedienung „aus Versehen verschluckt",
> geht's selten nur um den Gegenstand.
> Dann braucht jemand etwas, das tiefer sitzt.
> Verständnis. Oder wenigstens kein Urteil.

Seite 39 – Wir sind alle nur Menschen im weißen Stoff.

> Manche wissen mehr.
> Manche fragen besser.
> Manche schweigen gut.
> Aber am Ende schlafen wir alle mit Sorgen ein
> und stehen morgens wieder auf,
> weil jemand uns braucht.

Letzte Seite – Und was lernen wir daraus?

> Dass nicht jeder Tag Sinn ergibt.
> Dass manche Schichten zu viel sind.
> Dass manchmal nur ein kleines Detail bleibt:
> Ein Blick. Ein Satz. Eine Socke mit Flamingos.

Und das reicht.

KAPITEL 9

Innere Stimmen – Was blieb, wenn das Licht ausging

> Irgendwann wird es still.
> Die Geräte werden ausgeschaltet, die Handschuhe ausgezogen, die Akten geschlossen.
> Zurück bleibt kein Fall. Kein Befund. Keine Diagnose.

Zurück bleibt ein Mensch.

> Dieses Kapitel gehört denen, die sonst nur Randnotizen sind.
> Es sind keine spektakulären Geschichten.
> Es sind die Sätze, die niemand laut gesagt hat.

„Ich war nicht verrückt – nur übersehen."

(Der Mann mit dem Funkgerät im Bauch)

> Ich habe mich entschuldigt, so oft.
> Dafür, dass ich wiederkam. Dafür, dass ich nervte. Dafür, dass ich etwas spürte, das niemand sehen konnte.

Als sie es fanden, dieses Ding in mir, war ich erleichtert. Nicht wütend.
Erleichtert.

Man sagt, Medizin rettet Leben.
Manchmal rettet sie einfach nur die Gewissheit, sich selbst trauen zu dürfen.

„Ich dachte, ich sterbe. Aber eigentlich hatte ich nur Angst, ausgelacht zu werden.“

(Die Frau mit der Zunge)

Ich erinnere mich nicht an den Schmerz.
Ich erinnere mich an die Blicke.

An das Gefühl, nackt zu sein, obwohl ich angezogen war.
An diesen einen Moment, in dem jemand sagte: „Wir kriegen das hin.“

Danach war alles wieder normal.
Aber ich weiß jetzt, wie dünn Würde ist.
Und wie viel sie aushält, wenn jemand behutsam ist.

„Sechs Jahre.“

(Marie – die Frau mit der Schere)

Sechs Jahre habe ich gedacht, ich sei einfach empfindlich.
Sechs Jahre habe ich gelernt, um Schmerzen herum zu leben.

Als sie mir sagten, was da in mir war, lachte ich zuerst.
Man lacht, wenn etwas zu groß ist.

Heute denke ich:
Mein Körper hat sich erinnert, auch als ich es nicht mehr tat.
Und er hat durchgehalten. Für mich.

„Ich wollte nicht provozieren. Ich wollte fühlen."

(Der Mann mit dem Kugelschreiber)

Sie sahen mich an wie etwas, das man schnell beheben muss.
Und das ist okay.

Aber einer von ihnen sah mich an, als wäre ich mehr als mein Fehler.
Dieser Blick hat länger gehalten als der Schmerz.

Ich habe gelernt:
Nicht jede Wunde blutet.
Und nicht alles, was peinlich ist, ist bedeutungslos.

„Ich habe gelacht. Und ich weiß bis heute nicht, ob das falsch war."

(OP-Schwester, nach dem Selfie)

Man lacht, wenn man müde ist.
Man lacht, wenn man Angst hat.
Man lacht, wenn man nicht weiß, wohin mit all dem, was man gesehen hat.

Ich denke oft an den Patienten.
Nicht an das Foto.

Vielleicht hätte ich etwas sagen sollen.
Vielleicht habe ich einfach nur überlebt.

„Ich habe jetzt eine Narbe ohne Grund."

(Der Mann ohne Blinddarm)

Sie sagten: „Tut uns leid."
Und ich sagte: „Kann passieren."

Ich meine das sogar.
Ich weiß, dass Menschen arbeiten, nicht Maschinen.

Aber manchmal streiche ich über die Narbe
und denke:
Auch Fehler hinterlassen Spuren.
Und ich bin der Beweis, dass man sie tragen kann.

„Das Piepen war lauter als meine Angst."

(Der Mann mit dem Tracker)

Als sie es fanden, war ich erleichtert.
Nicht, weil es vorbei war –
sondern weil endlich jemand hörte, was ich selbst ignoriert hatte.

Manchmal meldet sich etwas in uns so lange,
bis wir gezwungen sind, hinzusehen.

Mein Körper hat Alarm geschlagen.
Ich höre jetzt besser hin.

„Ich habe alles richtig gemacht. Und es war trotzdem knapp."

(Ein Assistenzarzt)

> Niemand fragt, wie sich Verantwortung anfühlt, wenn sie fast kippt.
> Wenn ein Fehler möglich war – und nur zufällig nicht passiert ist.
>
> Ich gehe abends nach Hause und trage diese Möglichkeit mit mir.
> Wie ein Echo.

Vielleicht ist das der Preis dafür, andere zu halten, wenn sie fallen.

„Ich habe überlebt. Und das reicht."

(Eine namenlose Patientin)

> Ich weiß nicht mehr, wer mich operiert hat.
> Ich weiß nur, dass jemand meine Hand gehalten hat,
> als ich Angst hatte.

Mehr brauche ich nicht von dieser Geschichte.

Nachwort dieses Kapitels

> Medizin ist kein Witzbuch.
> Aber ohne Humor wäre sie nicht auszuhalten.
>
> Medizin ist kein Märchen.
> Aber manchmal braucht sie eine Stimme, um menschlich zu bleiben.

> Diese Stimmen sind echt –
> auch wenn ihre Namen es nicht sind.
>
> Und vielleicht erkennst du dich in einer von ihnen wieder.
> Als Patient:in.
> Als Behandler:in.
> Oder einfach als Mensch.

Dann hat dieses Buch seinen Zweck erfüllt.

KAPITEL 10

Die stille Chronik der Heilenden

Gefundene Seiten aus dem Rand der Geschichte – aufbewahrt im Herz, geschrieben mit Menschlichkeit.

Seite 12 – „Lehrstunde in Stille“

Anatomiesaal, Universität Wien, Winter 1786

> Heute schnitt ich das erste Mal.
> Der Professor sprach von Sehnen.
> Ich hörte nur den leisen Ton meiner eigenen Atmung.
>
> Sie lag da – still, offen, ergeben.
> Ich sagte innerlich „Danke“, bevor ich die Klinge ansetzte.
>
> Ich weiß nicht, wie sie hieß.
> Aber ich weiß, dass sie meine Lehrerin war.
> Und dass ich nie wieder so lernen werde.

Seite 41 – „Wenn das Licht kommt“

Hebammenbuch, Süddeutsches Dorf, um 1470

> Sie riefen mich zu später Stunde.
> Die Frau schrie nicht. Sie sang.
> Ich hielt ihr Knie, dann ihr Kind.
> Ein Junge – blau erst, dann warm.
>
> Ich wusch ihn mit Kräutersud.
> Und sagte leise: „Willkommen.“
>
> Später fragte der Priester, ob ich Dämonen vertreiben könne.
> Ich sagte: „Nur die, die aus Ignoranz geboren sind.“

Seite 78 – „Zwischen Welten“

Privates Notizbuch, Irrenanstalt Nordfrankreich, 1851

> Er sagte: „Ich bin der Papst. Und der Wind.“
> Ich fragte: „Welcher Wind?“
> Er antwortete: „Der, der bleibt, wenn alle Türen geschlossen sind.“
>
> Ich schrieb das auf.
> Nicht für den Bericht.
> Sondern weil ich es verstanden habe.

Seite 93 – „Stille unter Feuer“

Feldlazarett-Notiz, Verdun, 1916

> Heute: sechs Verstorbene.
> Drei Gerettete.
> Zwei Briefe geschrieben.
> Keine Pause. Keine Träne – noch nicht.
>
> Er fragte: „Bin ich noch ganz?“
> Ich sagte: „Genug, um geliebt zu werden.“
> Dann hielt ich seine Hand, bis er einschlief.

Das war meine Pflege.

Seite 117 – „Ohne Name“

Lose Seite, kein Ort, kein Datum

> Ich weiß nicht mehr, wer ich war.
> Nur, dass ich da war, als jemand gefallen ist.
>
> Ich hob ihn auf.
> Gab Wasser. Sprach nichts.
> Er schaute mich an, als wäre ich das Erste, was ihn nicht fragte:
> „Wer sind Sie?“
>
> Ich ließ ihn sein.
> Und vielleicht ist das genug.

Letzter Eintrag: „Chronik der Unsichtbaren“

> Sie haben keine Statuen.
> Keine Medaillen.

Aber ihre Spuren finden sich in jedem Überlebenden.
In jedem Lächeln.
In jedem „Danke“, das leise geflüstert wurde – oder nie gesagt.

Diese Chronik ist unvollständig.
Und doch ganz.
Denn sie wurde nie für Ruhm geschrieben –
sondern für Menschlichkeit.

Geschrieben für alle, die heilen, helfen — und dabei das Lachen nicht verlernen.

Impressum

2026

1. Auflage

obusness801@gmail.com

Dieses Buch wurde in Übereinstimmung mit den GPSR-Richtlinien der EU zur Sicherheit von Produkten erstellt.

Die Verordnung über die allgemeine Produktsicherheit ist der aktualisierte Rahmen der Europäischen Union, um sicherzustellen, dass alle Verbraucherprodukte, einschließlich Bücher, für Verbraucher sicher sind.

Dieses Buch wurde von CPI Antony Rowe Limited gedruckt. Der Drucker hat Sicherheitszertifikate für die verwendeten Materialien wie Tinte, Papier und Kleber ausgestellt.

Die Produktkennung ist: 9789403908311

Der Autor ist für den Inhalt des Buches verantwortlich und hat das Buch von Bookmundo produzieren lassen.

Sollten Sie Fragen zur Sicherheit des Produkts haben, kontaktieren Sie uns bitte.

Bookmundo
Delftsestraat 33
3013AE Rotterdam
Die Niederlande
info@bookmundo.com

FSC
www.fsc.org
MIX
Papier | Fördert
gute Waldnutzung
FSC® C083411

Kolibri 360 GmbH
Ferdinand-Jühlke-Straße 7
99095 Erfurt, Deutschland
produktsicherheit@kolibri360.de